Índice de materias

Comida de Bebé Muy Fácil

Comida de Bebé Hecha en Casa en Menos de 30 Minutos Por Semana

Primera Edición, Copyright ©2009, Fresh Baby LLC Todos los derechos reservados
No está permitido reproducir, en ninguna forma, este libro, ni en todo ni en partes.

Publicado por Fresh Baby LLC
202 Grove Street, Petoskey, MI 49770
www.freshbaby.com

ISBN: 9780-97-272276-6

Autor: Cheryl Tallman
Cubierta y Diseño: Dylan Tallman, Creative i
Fotografías: Roger Tallman, Creative i
Editor: Jillian Lieder
Traducción al español: Susan Witt
Corrector del texto: Karen Smith

Hábitos de Comer Saludables

La introducción de comida sólida comienza cuando su bebé tiene más o menos 6 meses. Comida sólida es al principio algo extra que se agrega a la fuente principal de nutrición, leche materna o fórmula para bebé. Hasta que su bebé tiene 12 meses, la comida sólida es una fuente secundaria para su nutrición. Si usted no sabe mucho acerca de la alimentación saludable, no se preocupe. Usted tiene por lo menos 6 meses para empezar a aprender. No hay ninguna manera mejor que preparando la comida en casa para aprender lo que es saludable para su bebé.

Enseñarle a su niño hábitos de comer saludables le traerá beneficios para toda la vida. No hay mejor tiempo para comenzar con los primeros bocados de comida sólida. Tener hábitos de comer saludables no quiere decir hacer dieta. Al menos que la dieta de su bebé esté bajo el cuidado de un proveedor de salud, no necesita contar calorías o elegir comidas baja grasa o sin grasa. De verdad que es muy sencillo establecer hábitos de comer saludables. Aquí hay algunas sugerencias para empezar:

1 **Sea un buen ejemplo.** Los bebés aprenden a observarlo a usted y otros a su alrededor. Sea una fuerza positiva para su bebé al comer comidas saludables, como frutas y verduras. Recuerde, su bebé responderá a lo que a usted le gusta.

2 **No se rinda.** El gusto de su bebé cambiará diariamente. El hecho de que su bebé haya escupido las arvejas un día no quiere decir que no le gusten. A menos que haya mostrado reacciones de alergia, darle la comida otra vez en algunos días – usted se podrá sorprender.

3 **Ofrezca variedad.** Todas las comidas contienen diferentes vitaminas y nutrientes. Comiendo diferentes tipos de comida lo llevará a tener una dieta balanceada. Cuando su bebe empieza a comer, la cantidad no es tan importante como la variedad.

4 **Incítelo a beber agua**. El agua le ayuda al cuerpo a digerir las comidas. Cuando a su bebé se le está introduciendo la comida sólida, la necesidad del agua aumenta. Alrededor de los 8 o 9 meses, ofrézcale a su bebé 2 o 3 onzas de agua con cada comida.

5 **No esté apurada**. Muchos bebés comen despacio. Al comenzar, el tiempo de comer puede pasar muy lentamente. Permita suficiente tiempo para las comidas para que su bebé y usted se puedan relajar y disfrutar de ese tiempo.

6 **Nunca obligue a su bebé a comer o terminar toda su comida**. Su bebé comerá cuando tiene hambre, y comerá las clases de comidas que su cuerpo requiere más. Durante las comidas permítale comer la cantidad que quiera.

7 **Evite las distracciones. Haga de las horas de comer un evento familiar**. Toda la familia deben de comer juntos cualquier tiempo que pueda. Esto le ayudará a su bebé a aprender a conversar con los otros durante las horas de comer y así empezar a desarrollar sus habilidades sociales.

Sea positiva con las verduras y frutas. Cuando está alimentando a su bebé dígale lo que está comiendo. Háblele acerca de las vitaminas que tiene y su importancia para crecer grande y fuerte.

Introducir las Comidas Sólidas

La Academia Americana de Pediatría recomienda la introducción de comidas sólidas alrededor de los 6 meses de edad. La introducción de comida sólida es una etapa muy importante para el desarrollo de su bebé. Preparando comida de bebé es una manera magnífica para asegurar que su bebé está recibiendo lo mejor en calidad, nutrición y sabor.

Frutas y Verduras – Una a la Vez

Al comenzar a introducir comidas sólidas es muy importante observar por reacciones alérgicas con nuevas comidas. Es mejor introducir las comidas poco a poco. No hay razón para apurarse. Usted puede seguir sencillamente el plan de "Una a La Vez": alimente sólo una comida a su bebé de 3 a 5 días. Esto permitirá suficiente tiempo para observar si su bebé tiene reacciones alérgicas a la comida. Al saber que su bebé no tiene reacción a la comida puede seguir con otra comida.

Alergias a la comida

Usted debe platicar acerca de las alergias a la comida que existe en su familia con los proveedores de servicios de salud antes de darle comida sólida a su bebé. Una historia familiar de alergias a la comida puede poner a su bebé en mayor riesgo. Esto solo quiere decir que posiblemente será necesario probar las comidas en orden diferente.

 Al comenzar a alimentar a su bebé nuevas comidas una a la vez observe por cualquier cambio. Alergias a la comida pueden ocurrir aunque no existan en su familia. Sarpullidos no es la única señal de alergias a la comida. Otros síntomas comunes de alergias a la comida incluye:

- Sarpullidos, especialmente en la cara
- Erupciones del área del pañal
- Urticaria
- Moqueado, ojos llorosos, o estornudando
- Diarrea, gases, o vómito
- Quisquilloso o sensible o irritable
- Cambios del temperamento
- Ojos hinchados

Si usted nota cualquiera de estos síntomas, deje de alimentarle a su bebé la comida nueva. Describa los síntomas a su médico profesional. Si ella cree que la causa es una alergia a una comida, asegure que ella lo anote en el historial de salud de su bebé en su oficina. Casi todas las reacciones alérgicas en los bebés son temporales. La comida que le causó alergia al bebé usualmente puede ser reintroducida cuando el bebé esté un poco más grande.

Una manera de prevenir alergias a la comida es retrasar las comidas que son conocidas por causar reacciones alérgicas. Puede probarlas cuando su bebé esté más grande. Aquí está una lista de las comidas que comúnmente causan alergias.

Espere hasta después de los 12 meses para introducir:

- Bayas
- Chocolate
- Frutas cítricas (naranjas, limones, limas, etc.)
- Leche de vaca
- Huevos
- Pescado
- Soya
- Trigo

Espere hasta después de los 3 años para introducir:

- Mariscos (camarones, cangrejo, almejas, etc.)
- Nueces
- Cacahuates (maní)
-

Evite alimentos procesados hasta que su bebé tenga al menos 12 meses. Estos alimentos puede contener aditivos, colores artificiales, y conservantes. Estos ingredientes pueden causar reacciones alérgicas para su bebé.

Comidas No Recomendables Para Bebés

Hay muchas opciones de alimentos sabrosos y saludables para su bebé, pero no todos los alimentos son buenos para su bebé. Aquí hay algunos alimentos que no son buenos para su bebé.

Azúcar, jarabe de maíz de alta fructosa, sal, y cafeína	Atrase su introducción lo más posible	Evite comidas que contienen estos productos como ingrediente principal.
Comidas con alto contenido de nitrato	Introdúzcalas pasando los 8 meses	Remolachas, zanahorias, habichuelas, espinaca, y repollo. También el jamón, salchichón, salchichas, salami y otras carnes frías.
Comidas que pueden contener bacterias que causan enfermedades	Introdúzcalas pasando los 12 meses	Miel, comidas no pasteurizadas (ej. sidra de manzana), queso Roquefort, queso Brie, pescado crudo.
Alto contenido de alérgeno	Introdúzcalas luego de los 12 meses, o más tarde si es posible	Bayas (fresas, frambuesas, etc.), chocolate, jugos de cítricos, leche de vaca, clara de huevo, pescados y mariscos, nueces, manís o cacahuetes y tomates. Comida procesada con aditivos, colorantes y conservantes.
Comidas peligrosas por poder provocar obstrucción en la garganta	Introdúzcalas a los 2 o 3 años:	Nueces (que no estén picadas muy pequeñas o molidas), manteca de cacahuates (maní), salsa de caramelo, dulces, goma de mascar o chicles, uvas enteras, frutas y verduras duras y crudas, pedazos de carne o de tocino, salchichas, semillas de girasol, palomitas de maíz, pasas de uva, papas fritas, y caramelos.
Comidas calientes	Introdúzcalas después de los 2 o 3 años:	Todas las comidas deben servirse frías, a temperatura ambiente, o tibia.

Sugerencias para Servir las Comidas

La comida de bebé se puede servir fría, a temperatura ambiente o tibia. Siempre pruebe la temperatura de la comida antes de servírsela a su bebé. Si usa un horno de microondas para calentar la comida, dele vueltas a la comida completamente antes de probar la temperatura.

Cuando le empiece a dar de comer a su bebé, planee sentarse con él y ofrecerle la comida por unos 20 minutos cada comida. Está bien si su bebé no se termina su comida. A veces comerá mucho y a veces solamente un poco. No se preocupe, esto es normal. Su bebé le hará saber cuando está satisfecho – señales comunes incluye:

- Empujar la cuchara fuera de su boca
- Golpear la cuchara
- Jugar con su comida
- Escupir la comida
- Voltear la cabeza

Cuando a su bebé se le está introduciendo comida sólida puede atragantarse. Proteja a su bebé de peligros de atragantamiento al:

- Siempre vigílelo cuando está comiendo.
- Darle de comer sólo cuando está sentado
- No le permita gatear o caminar mientras que está comiendo.
- Evitar comidas que probablemente causan atragantamiento (Vea "Comidas No recomendables para bebés").

¿Cuánto es suficiente?

Al comenzar con comidas sólidas, la cantidad no es tan importante como la variedad. No preocupe si su bebé toma solamente unas pocas cucharadas de comida al principio. Esto es normal. Durante los próximos meses su bebé comenzará a comer más comidas sólidas. Cuando el llega a los 12 a 18 meses, comerá una combinación de leche (leche materna o leche de vaca) y comidas sólidas. La Academia Americana de Pediatría provee las cantidades de abajo para el mínimo consumo diario de comida para su bebé de 12 a 18 meses.

Alimentos	Porciones
Leche Entera	16-24 onzas
Frutas y Verduras	4-8 cucharadas
Pan y cereales	4 porciones (una porción es igual a ¼ de rebanada de pan o 2 cucharadas de arroz, papas o fideo, etc.)
Carne, carne de ave, pescado, huevos, frijoles	2 porciones (una porción es igual a una cucharada)

Como Empezar a Preparar Comida de Bebé

Elegir Frutas y Verduras para Comida de Bebé Hecha en Casa

Usted puede usar frutas y verduras frescas, congeladas o enlatadas para hacer comida de bebé. Comprar comida enlatada o congelada es fácil, pero escoger productos frescos puede ser difícil. Aquí hay algunas sugerencias para escoger los productos más frescos en el mercado:

- Escoja frutas y verduras que estén frescas, que no estén macadas, marchitadas, mohosas, o viscosas.
- No compre nada que huela mal.
- No compre verduras empacadas que tienen mucho líquido en la bolsa o aparecen viscosas. Algunas frutas, como la piña fresca cortada, tendrá líquido en la bolsa, y eso está bien.
- Compre solamente lo que necesita porque la mayoría de frutas y verduras no son productos para almacenarse. Algunas, como las manzanas y papas, se pueden almacenar en casa, pero la mayoría de productos frescos se deben de usar dentro de pocos días.
- Maneje los productos con cuidado. Mantenga los productos frescos en la parte de arriba de su carro de compras (los productos pesados pueden machucar las frutas y verduras y los jugos de las carnes crudas pueden
- mojarlas).
- Coloque los productos frescos con delicadeza sobre el mostrador a la hora de pagar para que no se machuquen. Algunos productos aunque parecen resistentes, como la coliflor, son en realidad muy delicados y se machucan fácilmente.
- Lave los productos frescos antes de usarlos, no cuando los guarde.

Pasos a Seguir para Hacer la Comida de Bebé

1. Prepare: Lave, pele, y corte las frutas y verduras frescas si es necesario. Si está usando comidas congeladas, solamente abra el paquete. Si está usando comidas de lata, viértalas en un colador y lávelas con agua fresca por un minuto y pase a la etapa de puré.

2. Cocine: Usted puede cocinar la comida en el microondas o en la estufa al vapor. El tiempo de cocción está enumerado en cada receta. Si el tenedor se desliza fácilmente en la comida o si se puede majar con un tenedor, está lista para el próximo paso.

3. Puré: Vierta la comida cocida y sus jugos a una licuadora o un procesador de alimentos y licúela hasta que tenga la consistencia de puré. Este es el paso más importante para hacer comida de bebé. La comida debe ser blanda y suave para su bebé.

4. Congele: Vierta el puré a las bandejas de hielo y cúbralas. Póngalas en el congelador de 8 a 10 horas o durante la noche.

5. Saque y almacene: Escriba el tipo de comida y la fecha sobre una bolsa para congelador. Saque las bandejas de comida de bebé del congelador y rápidamente pase la parte de abajo de la bandeja por agua caliente. Dele la vuelta a la bandeja para sacar los cubos de comida de bebe y guárdelas en las bolsas para congelador. Colóquelas en el congelador. Los cubos de comida de bebé se conservan frescos en el congelador por 2-3 meses.

Sirviendo Comida Casera de Bebé

Siempre debe servir la comida de bebé fría, tibia o a temperatura ambiente. Es fácil prepararse para una comida. Sencillamente escoja los cubos de comida de bebé del congelador y póngalos en un plato. Usted puede usar uno de los siguientes métodos para descongelar:

- Refrigerador: Descongelar comida en el refrigerador es el método más fácil pero requiere planear por adelantado. Sencillamente coloque el plato tapado que contiene los cubos de comida en el refrigerador. Dentro de unas 3 a 4 horas se descongelarán. Puede calentar los cubos en la estufa, en un baño de agua caliente sobre la mesa o en el microondas.

- Microondas: Descongelar comida en el microondas es rápido. Sencillamente coloque un plato para microondas con los cubos de comida en el microondas y descongélelos. Algunas comidas se descongelan más rápido que otras. Descongelar dos platos de comida al mismo tiempo puede tomar más tiempo.

* Aviso: Los hornos de microondas crean partes calientes en la comida. Cuando use el microondas para descongelar o calentar la comida de bebé, dele vueltas completamente a la comida antes de servirla. Siempre pruebe la temperatura de la comida antes de servirla. Comida que está demasiado caliente puede enfriarse rápidamente poniéndola en el congelador por unos segundos.

Aguar y Espesar la comida de bebé

Casi todas las comidas de bebé deben tener una textura suave. Diferentes comidas van a tener un poco de diferencia en texturas. Por ejemplo, la mayoría de los calabacines es viscosa, y las batatas son espesas. Una vez que los cubos de comida están congelados y listos para servir, si decide que la consistencia no es la adecuada, puede cambiarla. Usted puede mezclar diferentes comidas para llegar a la consistencia correcta o puede probar una de estas ideas:

Espesares: La manera más rápida para espesar la comida de bebé es agregar cereal de bebé fortificado con vitaminas. Este agregará más vitaminas a la comida de su bebé. También plátanos machucados, tofu blando, y yogurt son buenos espesares y agradables para muchos bebés.

Aguares: La mejor manera para aguar la comida de bebé es agregar leche materna o fórmula. Su bebé está acostumbrado al sabor de la leche materna o fórmula. Uno de esos aguares provee un buen suplemento vitamínico a la comida de su bebé.

Utensilios de Cocina

Casi todos los utensilios que necesita para preparar la comida de bebé ya están en su cocina. Aquí está lo que necesitará:

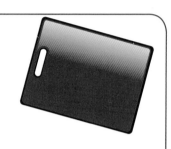

Etapa 1: Prepare

Si ha decidido usar productos congelados, esta etapa está eliminada.
Para productos frescos, necesitará:

- Tablero de cortar
- Cuchillo para mondar
- Pelador de verduras
- Cuchara
- Colador

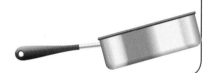

Etapa 2: Cocine

- Agarraderas/guantes para el horno
- Cacerola y canasta de vapor o plato seguro para el microondas con su tapadera.

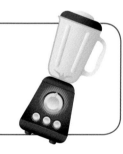

Etapa 3: Puré

- Licuadora o procesador de alimentos
- Espátula de hule o raspador

Etapa 4: Congele

- Cuchara o espátula
- Bandejas para cubos de hielo con tapa o plástico para tapar.

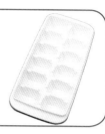

Etapa 5: Saque y almacene

- Bolsas para congelador
- Un marcador permanente

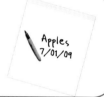

Utensilios para Servir

- Trastes plásticos (para microondas)
- Cucharadita para bebé —los de agarrador largo y la punta de hule son ideales
- Babero
- Toallas de papel o toallita para limpiar

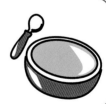

Lo Básico para la Seguridad en la Cocina

En general

- Todas las comidas de bebé deben estar cocinadas, menos los plátanos, tofu y aguacates.
- Limpie todos los utensilios y superficie de trabajo antes de preparar la comida de bebé. Los utensilios que fueron usados con comidas crudas (especialmente pollo, carne, o huevos) se deben lavar a fondo con detergente para platos y agua caliente.
- Lávese sus manos antes de empezar a hacer la comida de bebé. Asegúrese que sus manos estén limpias durante todo el proceso.
- Mantenga las comidas que son calientes caliente y las comidas que son frías fría para prevenir el incremento de bacteria. No deje la comida de bebé a temperatura ambiente más de una hora. Si usted no tiene tiempo para poner la comida en las bandejas de congelador, tápela y colóquela en el refrigerador hasta más tarde.

Preparar y Cocinar

- Lave bien todas las frutas y verduras con agua.
- Siga las direcciones para el tiempo de cocinar y el tiempo de reposar. Estufas y microondas varían un poco en fuerza. Chequee para asegurarse que la comida que usted está cocinando ya está cocinada. Si usted puede
- perforar la comida con un tenedor, ya está lista.
- Use solamente platos y plásticos seguros para microondas cuando cocine comidas en el microondas.
- Envuelva o tape las comidas completamente para atrapar el vapor cuando se están cocinando.

Almacenar

- Cuidadosamente ponga una etiqueta y la fecha a todas las comidas que se almacenan en el congelador. Comida de bebé se conserva fresca en el congelador por dos meses.
- Almacene las sobras en el refrigerador. Comida de bebé descongelada se conserva unos 2 días en el refrigerador.
- No guarde comida que fue tocada por su bebé o con la cuchara de su bebé.
- Deseche comida que ha estado afuera más de 1 hora.

Servir

- Pruebe la temperatura de la comida antes de servirla.
- Dele vueltas a la comida para distribuir el calor uniformemente. Si la comida está demasiado caliente para servir, póngala en el congelador unos segundos hasta que se enfríe un poco.
- Use plástico o papel para servir la comida, aunque usted le esté dando de comer a su bebé. Es muy probable que su bebé encontrará una manera de tirar el plato o dejar que se le caiga.
- Utilice una cuchara para alimentar a su bebé.
- Siempre siente a su bebé al comer. No solamente es más fácil alimentarlo, pero es una precaución para que no se atragante. Tal vez no será posible usar una silla de bebe en los primeros meses de alimentación. Siente a su bebe en sus piernas o en una silla estacionaria o un carrito de pasear.

Sugerencias para Ahorrar Tiempo al Hacer la Comida de Bebé

El sistema de comida casera de bebé en este libro es sencillo y conveniente. Solamente reserve 30 minutos cada semana. Usted puede hacer fácilmente suficiente comida para alimentar a un bebé.

Aquí hay algunas sugerencias que le pueden ayudar:

- Planear por adelantado. Antes de ir a la tienda revise el congelador y anote lo que tiene. Lea las recetas y elija algo de preparar. Siempre tenga una receta secundaria en caso de que los productos que quiere comprar no están listos, o están en mala condición, no están disponibles o están demasiado caros.

- Comprar comida congelada o enlatada ahorra mucho tiempo. Estas comidas ya están lavadas, limpias, y listas para cocinar. Lavar y limpiar las comidas puede ser la parte que le quita más tiempo en las recetas.

- Usted puede decidir cocinar en la estufa o en el microondas. Elija un método y quédese con ese. Esto le ayudará a dominar la técnica y será más eficiente.

- Planee 30 minutos cada semana. Reserve el tiempo para preparar la comida de su bebé. Elija un tiempo cuando usted no tenga distracciones. Por la noche después de que su bebé se ha dormido es un buen tiempo. NO trate de hacer la comida de bebé con su bebé en la cocina —la preparación será más despacio, será más frustrante, y pudiera ser peligroso.

- Observe lo que su bebé le gusta y doble sus recetas favoritas. Algunas comidas serán alimentos básicos en la dieta de su bebé. Usted ahorrará tiempo doblando las recetas.

Introducir las Comidas por Edad

A los bebés les gustan algunas comidas más que otras. Con tantas opciones, decidir con que comidas empezar y cuando introducir otras comidas puede ser difícil. Aquí hay una grafica para ayudarle a decidir:

Primeras Comidas (alrededor de 6 meses)	6-8 Meses	8-10 Meses	10-12 Meses	Después de 12 Meses
Calabaza Bellota	Albaricoques	Espárragos	Melón	Arándanos
Manzana	Aguacates	Carne de res molla	Cerezas	Frambuesas
Plátano	Pollo	Frijoles negros	Maíz	Fresas
Calabaza Nogal	Melocotones	Brócoli	Berenjena	
Arvejas	Duraznos	Zanahorias	Cordero	
Peras	Ciruelas	Coliflor	Piña	
Batatas	Calabaza	Frijoles de garbanzo		
	Pavo	Ejotes (Habichuelas Verdes)		
	Calabaza Amarilla			
	Calabacín	Judías		
		Mangos		
		Papayas		
		Frijoles Pintos		
		Puerco		
		Arvejas Chinas (Chicharros Chinas)		
		Espinaca		
		Arvejas Dulces (Chicharros Dulces)		
		Frijoles Blancos		
		Papas Blancas		

Recetas

Hay 6 recetas básicas para la preparación de la comida de bebés.

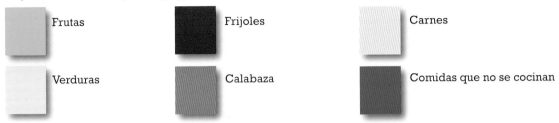

Frutas

Frijoles

Carnes

Verduras

Calabaza

Comidas que no se cocinan

Las siguientes páginas proveen una receta para cada tipo de comida.

Sugerencias para las Recetas

- Todas las cantidades en las recetas están diseñadas para hacer un mínimo de 24 porciones del tamaño de los cubos de hielo (más o menos 2 bandejas)

- Todas las cantidades se pueden fácilmente cortar a la mitad o doblar. Cuando se dobla una receta el tiempo para cocinar puede ser más largo.

- Frutas y verduras varían de tamaño. Si usted prepara demasiada comida de bebé, usted puede:
    - Almacenar los extras en el refrigerador; se conserva por 3-4 días.
    - Almacenar los extras en el refrigerador y congélelos en las bandejas el próximo día o cuando las bandejas estén vacías.
    - ¡Usarla para el resto de la familia –toda tiene buen sabor y es buena para ustedes!

- Si usted decide cocinar la comida en el microondas, utilice solamente recipientes seguros para el microondas. Las mejores opciones son recipientes de cerámica o de vidrio sin plomo o de plástico con etiqueta que son específicamente "seguros para microondas".

- Los tiempos de cocinar no son exactos. Cada receta tiene una prueba de cocinado. Si la comida no está bastante cocinada, cocínela de 3 a 5 minutos más y pruébala otra vez.

- Por lo menos una vez durante el proceso de puré, pare el aparato y raspe los lados del plato con una espátula.

- Cuando hace puré, agregue agua para hacer una textura suave. La mejor manera para agregar el agua es por el hoyo de verter de la licuadora o procesador de alimentos mientras que hace el puré. Si su aparato no tiene un hoyo de verter, PARE el aparato, quite la tapa, agregue el agua, asegure la tapa de vuelta, y continúe haciendo el puré.

- La comida de bebé congelada se conservará de 2 a 3 meses en el congelador.

FRUTAS

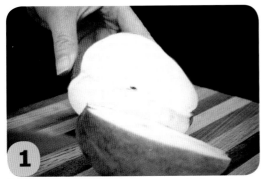

1

Prepare: Lávelas, pélelas, y quíteles el centro. Córtelas en pedazos.

Peras

(ejemplo de foto)

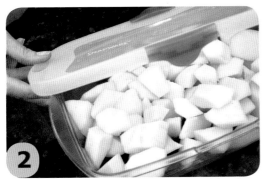

2

Cocine: Microondas – 5 minutos o Estufa –10 minutos

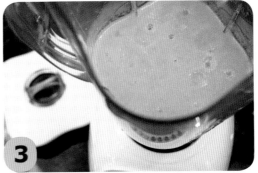

3

Puré: Mézclelas hasta que estén suaves.

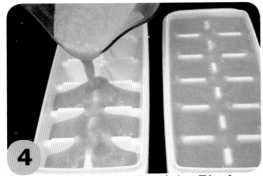

4

Congele: Viértalas en bandejas. Tápelas y congélelas durante la noche.

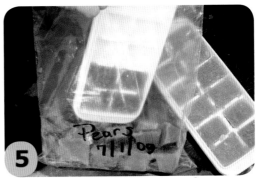

5

Saque y Almacene: Saque los cubos. Póngalos en bolsas. Póngalos en el congelador.

Frutas:

Edad	Fruta	Cantidad Fresca	Preparación	Tiempo para Cocinar Estufa/Microondas
Alrededor de 6 meses	Manzanas	6 medianas	Pélelas y quíteles el centro	10 min. / 5 min.
	Peras	6 medianas	Pélelas y quíteles el centro	10 min. / 5 min.
6-8 Meses	Albaricoques	12-14	Pélelos y deshuéselos	5 min. / 3 min.
	Melocotones	8 medianos	Pélelos y deshuéselos	5 min. / 3 min.
	Duraznos	6-7 grandes	Pélelos y deshuéselos	5 min. / 3 min.
	Ciruelas	8-10 grande	Pélelas y deshuéselas	5 min. / 3 min.
8-10 Meses	Mangos	4	Pélelos y córtele la pulpa quitándole el hueso	5 min. / 3 min.
	Papayas	4 chicas o 1 X-Grande	Córtela a la mitad, quítele las semillas con una cuchara, y pele.	5 min. / 3 min.
10-12 Meses	Melón	1 mediano	Córtelo a la mitad, quítele las semillas con una cuchara, y pele.	5 min. / 3 min.
	Cerezas	1½ libra	Córtelas a la mitad y deshuéselas	5 min. / 3 min.
	Piña	1 mediana	Córtela y quítele la parte de arriba, parte de abajo, y la piel, y quítele el centro.	5 min. / 3 min.
Más de 12 meses	Arándanos	1½ libra	Quítele los tallos y suciedad	5 min. / 3 min.
	Frambuesas	1½ libra	Quítele los tallos y suciedad	5 min. / 3 min.
	Fresas	1½ libra	Quítele los tallos y suciedad	5 min. / 3 min.

Cantidad
Fruta Fresca: Siga la información de cantidades proveídos en el cuadro
Fruta Congelada: 20-25 onzas
Fruta Enlatada: 20-25 onzas

1. Prepare
Frutas Frescas: Lave la fruta y siga las instrucciones de preparación que están en el cuadro para la fruta que va a cocinar. Corte la fruta en pedazos o rebanadas de 1 pulgada.
Frutas Congeladas: Abra el paquete y pase al paso próximo.
Frutas Enlatadas: Abra las latas y vierta la fruta a un colador. Lávela bajo agua fría por un minuto y pase al paso de puré.

2. Cocine
Método de Estufa: Vierta 1 taza de agua en una cacerola grande. Coloque una canasta de vapor en la cacerola. Ponga los pedazos de fruta en la canasta de vapor. Tape la cacerola y colóquela en la estufa. Ponga el fuego alto y lleve el agua a hervir. Reduzca el calor a bajo y cocine por el tiempo sugerido en el cuadro. Déjela reposar por 5 minutos. La fruta está lista si el tenedor entra fácilmente o se puede machucar fácilmente. Ponga la fruta y 2 a 4 cucharadas del jugo de cocinar en la licuadora o procesador de alimentos.

Método de Microondas: Ponga la fruta en un plato seguro para microondas. Tápelo con la tapa. Cocínela a temperatura alta por el tiempo sugerido en el cuadro. Déjela reposar por 5 minutos. La fruta ya está lista cuando el tenedor entra en la comida fácilmente o se puede machacar fácilmente. Ponga la fruta y su jugo en una licuadora o un procesador de alimentos.

3. Puré
Mezcle en la licuadora o un procesador de alimentos hasta que la textura esté suave. Por lo menos, una vez durante el proceso de puré, pare el aparato y raspe los lados del plato con una espátula.

4. Congele
Viértala con una cuchara y ponga el puré de la fruta en las bandejas de cubos de hielo y tápelas. Colóquelas en el congelador de 8 a 10 horas o durante la noche.

5. Saque y Almacene:
Escriba el tipo de fruta y la fecha en una bolsa para congelador. Saque las bandejas de comida de bebé del congelador y ponga agua caliente rápidamente sobre la parte de atrás de la bandeja. Dele vuelta a la bandeja para sacar los cubos de fruta directamente a la bolsa para congelador. Ponga la bolsa en el congelador.

Porciones: Se hace alrededor de 24 porciones de una onza

VERDURAS

Brócoli

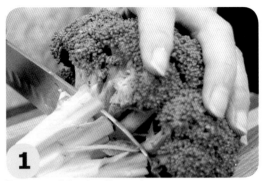

1

Prepare: Lávelo. Corte los troncos para desecharlos y córtelos en pedazos.

(ejemplo de foto)

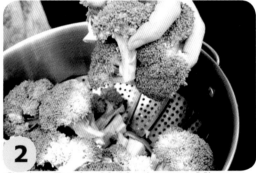

2

Cocine: Estufa– 10-12 minutos o Microondas - 8-10 minutos

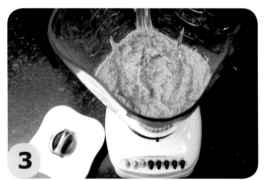

3

Puré: Mezcle con ¼ taza de agua hasta que estén suaves. Agréguele agua como sea necesario.

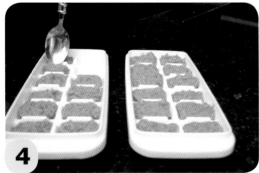

4

Congele: Póngalo con una cuchara en las bandejas. Tápelos y congélelos durante la noche.

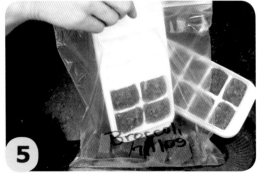

5

Saque y Almacene: Saque los cubos. Póngalos en bolsas. Póngalos en el congelador.

19

Verduras:

Edad	Verdura	Cantidad Fresca	Preparación	Tiempo de Cocinar Estufa / Microondas
Alrededor de 6 meses	Arvejas	1½ libras	Péle las arvejas y deséche las cáscaras	8-10 min. / 6-8 min.
	Batatas	2-3 grandes	Pélelas	12-15 min. / 8-10 min.
6-8 Meses	Calabaza Amarilla	6-8 mediana	Pélela	10-12 min. / 8-10 min.
	Calabacín	6-8 mediana	Pélelo	10-12 min. / 8-10 min.
8-10 Meses	Espárragos	1½ libras	Rompa y quite el fondo duro y pele los tallos	8-10 min. / 6-8 min.
	Brócoli	1½ libras	Córtele los troncos	10-12 min. / 8-10 min.
	Zanahorias	1½ libras	Córtele los dos lados y pelelas	10-12 min. / 8-10 min.
	Coliflor	1 cabeza mediana	Quítele todas las hojas y quítele el centro (el corazón)	10-12 min. / 8-10 min.
	Ejotes (habichuelas verdes)	1½ libras	Quítele los dos lados	10-12 min. / 8-10 min.
	Arvejas Chinas (Chicharros Chinos)	1½ libras	Quítele los dos lados	8-10 min. / 6-8 min.
	Arvejas Dulces (Chicharros Dulces)	1½ libras	Quítele los dos lados	8-10 min. / 6-8 min.
	Espinaca	2 libras	Quítele los tallos	8-10 min. / 6-8 min.
10-12 Meses	Maíz	8 elotes	Sáquele la cáscara, lávelo, sáquele las semillas del elote y deseche el elote	8-10 min. / 6-8 min.
	Berenjena	2-3 mediana o 1 grande	Pélela	10-12 min. / 8-10 min.

Cantidad
Verdura Fresca: Siga la información de cantidades proveídas en el cuadro
Verdura Congelada: 20-25 onzas
Verdura Enlatada: 20-25 onzas

1. Prepare
Verduras Frescas: Lave las verduras y siga las instrucciones de preparación en el cuadro para las verduras que va a cocinar. Corte las verduras en pedazos o rebanadas de 1 pulgada.
Verduras Congeladas: Abra el paquete y pase al próximo paso.
Verduras Enlatadas: Abra las latas y vierta las verduras en un colador. Lávelas bajo agua fría por un minuto y pase al paso de puré.

2. Cocine
Método de estufa: Vierta 1 ½ tazas de agua a una cacerola grande. Coloque una canasta de vapor en la cacerola. Ponga los pedazos de verduras en la canasta de vapor. Tape la cacerola y póngala sobre la hornilla de la estufa. Ponga la temperatura a fuego alto y lleve el agua a hervir. Reduzca el fuego a lento y cocine por el tiempo sugerido de cocinar en el cuadro. No deje que el agua se evapore completamente. Revise el nivel del agua durante el cocimiento y agregue agua si es necesario. Déjela reposar por 5 minutos. La verdura está lista si el tenedor entra fácilmente o puede machacarla fácilmente. Ponga las verduras y 4 cucharadas de su jugo en la licuadora o un procesador de alimentos.

Método de microondas: Ponga las verduras en un plato seguro para microondas con 2 cucharadas de agua. Tápelas. Cocine a temperatura alta por el tiempo sugerido en el cuadro. Déjela reposar por 5 minutos. Las verduras están listas cuando un tenedor le entra fácilmente o puede machacarlas fácilmente. Ponga las verduras y sus jugos con 2 cucharadas de agua en una licuadora o un procesador de alimentos.

3. Puré
Mezcle en la licuadora o un procesador de alimentos hasta que tenga una textura suave. Posiblemente será necesario agregar ¼ a ½ taza de agua adicional para que llegue a una textura suave. Por lo menos, una vez durante el proceso de puré, pare el aparato y raspe los lados del plato con una espátula.

4. Congele
Viértala con una cuchara ponga el puré de las verduras en las bandejas de cubos de hielo y tápelas. Colóquelas en el congelador de 8 a 10 horas o durante la noche.

5. Saque y Almacene:
Escriba el tipo de verdura y la fecha sobre una bolsa para congelador. Saque la bandejas de comida de bebé del congelador y ponga agua caliente rápidamente por la parte de atrás de la bandeja. Dele vuelta a la bandeja para sacar los cubos de verduras y póngalos en la bolsa para congelador. Ponga la bolsa en el congelador.

Porciones: Se hace alrededor de 24 porciones de una onza

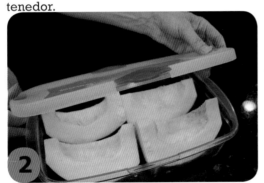

1

Prepare: Lávelas. Córtelas por la mitad, saque las semillas y penetre la piel con el tenedor.

Calabaza Bellota

(ejemplo de foto)

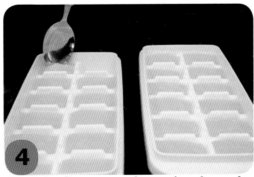

2

Cocine: Horno – 45 minutos o Microondas – 13 – 15 minutos

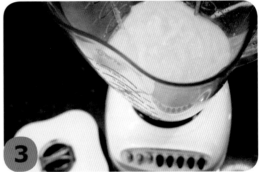

3

Puré: Mezcle con ½ taza de agua hasta que estén suaves. Agréguele agua como sea necesario.

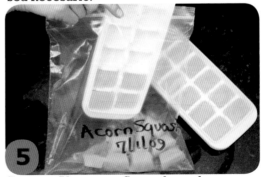

4

Congele: Con una cuchara póngalas en las bandejas. Tápelas y congélelas durante la noche.

5

Saque y Almacene: Saque los cubos. Póngalos en bolsas. Póngalos en el congelador.

Calabaza:

Cantidad

Hay muchísimas variedades y tamaños de calabaza fresca. Aquí están las cantidades y los tipos más comunes:

Calabaza Bellota: 1 grande o 2 medianas
Calabaza Nogal: 1 mediana a grande
Calabaza*: 1 pequeña a mediana

1. Prepare

Lávela y córtela a la mitad, y saque las semillas con una cuchara. Si la calabaza es grande, córtela a la mitad y las mitades a la mitad otra vez, haciendo 4 pedazos.

2. Cocine

Método de hornear: Precaliente el horno a 350 grados. Ponga las mitades de calabaza con la cara hacia abajo en una cacerola de asar. Perfore la calabaza con un tenedor 2 o 3 veces. Vierta ½ taza de agua al fondo de la cacerola. Cueza al horno por 45 minutos. La calabaza está lista si un tenedor le entra fácilmente o puede machacarla fácilmente. Déjela enfriarse.

Método de Microondas: Ponga la calabaza en un plato seguro para microondas. Perfore la calabaza con un tenedor 2 o 3 veces. Vierta ½ taza de agua al fondo del plato. Tápelo. Cuézala en temperatura ALTA por 13 – 15 minutos. Déjela reposar por 5 minutos. La calabaza esta lista si un tenedor le entra fácilmente o puede machacarla fácilmente. Déjela enfriarse.

3. Puré

Quite la cáscara de la calabaza y métala en la taza de la licuadora o el procesador de alimentos. Deseche la cáscara. Agregue ½ taza de agua y empiece a mezclarla. Posiblemente será necesario agregar ¼ a ¾ tazas de agua para llegar a una textura suave. Por lo menos una vez durante el proceso de puré, pare el aparato y raspe los lados del plato con una espátula.

4. Congele

Viértalo con una cuchara, ponga el puré de calabaza en las bandejas de cubos de hielo y tápelas. Colóquelas en el congelador de 8 a 10 horas o durante la noche.

5. Saque y Almacene:

Escriba la clase de calabaza y la fecha sobre una bolsa para congelador. Saque la bandejas de comida de bebé del congelador y ponga agua caliente rápidamente por la parte de atrás de la bandeja. Dele vuelta a la bandeja para sacar los cubos de calabaza y póngalas en la bolsa para congelador. Ponga la bolsa en el congelador.

Porciones: Se hace alrededor de 24 porciones de una onza

*Vea las recetas de no-cocinar para la calabaza enlatada

Frijoles Blancos

(ejemplo de foto)

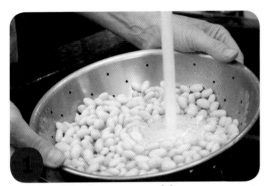

Prepare: Lávelos en agua fría por un minuto.

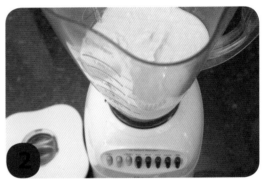

Puré: Mezcle con ½ taza de agua hasta que estén suaves. Agrégueles agua como sea necesario.

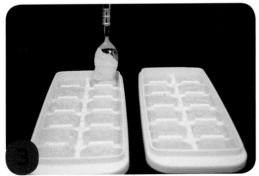

Congele: Con una cuchara póngalas en las bandejas. Tápelas y congélelas durante la noche.

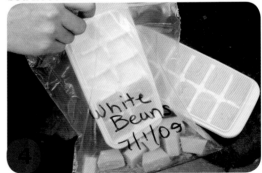

Saque y Almacene: Saque los cubos. Póngalos en bolsas. Póngalos en el congelador.

Frijoles:

Cantidad
28 onzas (2 latas de 14-onzas) de cualquier clase de frijoles.

1. Prepare
Abra las latas y vierta los frijoles en un colador. Lávelos bajo agua fría por un minuto.

2. Puré
Ponga los frijoles con ½ taza de agua en la licuadora o procesador de alimentos. Mezcle la comida agregando ¼ a ½ taza de agua para que llegue a una textura suave. Por lo menos, una vez durante el proceso de mezclar, pare el aparato y raspe los lados del plato con una espátula.

3. Congele
Con una cuchara ponga el puré de frijoles en las bandejas de cubos de hielo y tápelas. Colóquelas en el congelador de 8 a 10 horas o durante la noche.

4. Saque y Almacene:
Escriba la clase de frijol y la fecha sobre una bolsa para congelador. Saque la bandejas de comida de bebé del congelador y ponga agua caliente rápidamente por la parte de atrás de la bandeja. Dele vuelta a la bandeja para sacar los cubos de frijoles y póngalos en la bolsa para congelador. Ponga la bolsa en el congelador.

Porciones: Se hace alrededor de 24 porciones de una onza

Comidas que no se cocinan:

<u>**Plátanos:**</u>

Prepare: Corte un pedazo de plátano maduro y pélelo.

Puré: Macháquelo con un tenedor. Agregue un poquito de agua para llegar a una textura suave.

Almacene: Mejor si se sirve fresco. Guarde el resto del plátano (con su piel) tapando la parte cortada con plástico y guárdelo en el refrigerador. Antes de usarlo, corte y deseche la parte cortada, que tal vez estará un poco café.

<u>**Aguacates:**</u>

Prepare: Corte un aguacate maduro a la mitad, sáquele la semilla, y pélelo.

Puré: Macháquelo con un tenedor. Agregue un poquito de agua para que llegue a una textura suave.

Almacene: Mejor si se sirve fresco. El aguacate no se puede congelar. Usted puede guardar la mitad del aguacate por un día dejando la semilla puesta y dejando la piel puesta. Tape el aguacate con plástico y almacénelo en el refrigerador.

<u>**Calabaza Enlatada:**</u>

Cantidad
24 onzas de 100% Calabaza enlatada. Lea la etiqueta de ingredientes y escoja solamente puré de calabaza 100%.

Congele
Con una cuchara ponga el puré de calabaza enlatada en las bandejas de cubos de hielo y tápelas. Colóquelas en el congelador de 8 a 10 horas o durante la noche.

Saque y almacene
Escriba "calabaza" y la fecha sobre una bolsa para congelador. Saque la bandejas de comida de bebé del congelador y ponga agua caliente rápidamente por la parte de atrás de la bandeja. Dele vuelta a la bandeja para sacar los cubos de calabaza y póngalos en la bolsa para congelador. Ponga la bolsa en el congelador.

CARNES

Pollo

(ejemplo de foto)

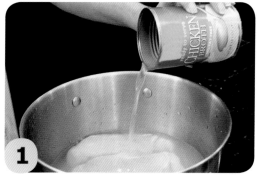

1

Cocine: Estufa – 15-20 minutos con caldo de pollo. Deje enfriarlos y córtelo en pedacitos.

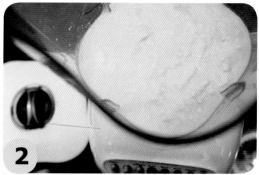

2

Puré: Mezcle con ½ taza de caldo hasta que estén suaves. Agréguele caldo como sea necesario.

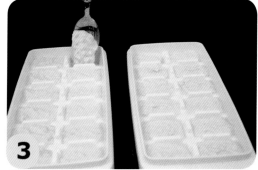

3

Congele: Con una cuchara póngalos en las bandejas. Tápelos y congélelos durante la noche.

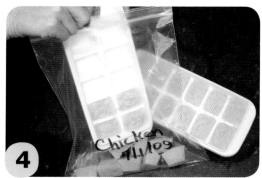

4

Saque y Almacene: Saque los cubos. Póngalos en bolsas. Póngalos en el congelador.

Pollo:

- 3 pechugas de pollo sin hueso o 6-8 muslos de pollo sin hueso
- 1 lata (14 onzas) de caldo de pollo bajo en sodio

1. Cocine
Ponga el pollo en una olla de agua o caldo de pollo bajo en sodio. Llévela a hervir sobre fuego alto. Baje el fuego a lento, tápela y cuézala hasta que el pollo esté listo, por unos 15-20 minutos. No permita que el agua se evapore completamente; agregue más agua si es necesario. Para probar si está listo, saque un pedazo de pollo y córtelo a la mitad. Si está bien cocida la carne del pollo será blanca o de color café hasta el fondo. Deje el pollo enfriarse y córtelo en pedazos chicos.

2. Puré
Ponga los pedazos de pollo con ½ taza de caldo en una licuadora o procesador de alimentos. Mezcle la comida agregando ¼ a ½ taza más de caldo para que llegue a una textura suave. Una vez, por lo menos, durante el proceso de mezclar pare el aparato y raspe los lados del plato con una espátula.

3. Congele
Con una cuchara ponga el puré de pollo en las bandejas de cubos de hielo y tápelas. Colóquelas en el congelador de 8 a 10 horas o durante la noche.

4. Saque y Almacene:
Escriba "pollo" y la fecha sobre una bolsa para congelador. Saque las bandejas de comida de bebé del congelador y ponga agua caliente rápidamente por la parte de atrás de la bandeja. Dele vuelta a la bandeja para sacar los cubos de pollo y póngalos en la bolsa para congelador. Ponga la bolsa en el congelador.

Porciones: Se hace alrededor de 24 porciones de una onza

Carne de Res

(ejemplo de foto)

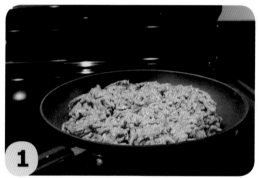

1 Cocine: Estufa – 7-10 minutos. Escurra la grasa.

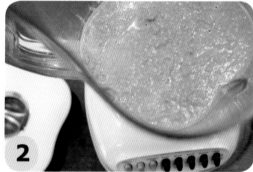

2 Puré: Mezcle con ½ taza de caldo hasta que esté suave. Agréguele caldo como sea necesario.

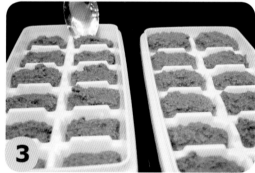

3 Congele: Con una cuchara póngalos en las bandejas. Tápelos y congélelos durante la noche.

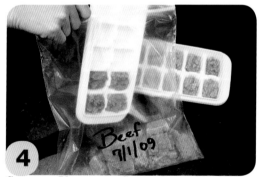

4 Saque y Almacene: Saque los cubos. Póngalos en bolsas. Póngalos en el congelador.

Pavo, Puerco, Carne de res, Cordero:

- 1½ libra de pavo, carne de res, puerco o cordero molido
- ½ - ¾ taza de caldo bajo en sodio
    - o Caldo de pollo para el pavo o puerco
    - o Caldo de carne para la carne de res o cordero

1. Cocine
Arriba de fuego mediano, agregue la carne a un sartén despegable mediano. Cocine la carne, separe los pedazos con una cuchara de madera o una espátula hasta que esté completamente cocida. Escurra la grasa si la hay.

2. Puré
Ponga la carne y ½ taza de caldo en una licuadora o procesador de alimentos. Mezcle la comida agregando ¼ a ½ taza más de caldo para llegar a una textura suave. Por lo menos, una vez durante el proceso de mezclar pare el aparato y raspe los lados del plato con una espátula.

3. Congele
Con una cuchara ponga el puré de la carne en las bandejas de cubos de hielo y tápelas. Colóquelas en el congelador de 8 a 10 horas o durante la noche.

4. Saque y Almacene:
Escriba la clase de carne y la fecha sobre una bolsa para congelador. Saque la bandejas de comida de bebé del congelador y ponga agua caliente rápidamente por la parte de atrás de la bandeja. Dele vuelta a la bandeja para sacar los cubos de carne y póngalos en la bolsa para congelador. Ponga la bolsa en el congelador.

Porciones: Se hace alrededor de 24 porciones de una onza

Comidas de la 2da y 3ra Etapa:

Una vez que a su bebe se le ha estado introduciendo una variedad de comida usando el método de "una a la vez" ella va estar lista para la próxima etapa. Usted puede empezar a hacer las comidas más interesantes mezclando los diferentes cubos de comidas. Usted puede crear diferentes combinaciones sabrosas. Aquí hay algunas ideas para empezar:

Verduras

- Arvejas y batatas

- Ejotes (habichuelas verdes)y zanahorias

- Zanahorias y arvejas

- Espárragos y coliflor

- Brócoli, coliflor, y zanahorias

- Calabaza nogal y maíz

- Calabaza amarilla y coliflor

- Calabacín y maíz

Frutas

- Duraznos y peras

- Frambuesas y manzanas

- Melocotón y plátanos

- Papayas y piña

- Arándanos y peras

- Fresas, duraznos y plátanos

- Melón y mangos

Combinaciones de frutas y verduras

- Batatas y manzanas

- Calabaza bellota y peras

- Piña y ejotes (habichuelas verdes)

- Aguacates y calabaza nogal

- Peras y arvejas

Verduras y Frijoles

- Frijoles blancos y arvejas

- Frijoles pintos y espinaca

- Garbanzo y brócoli

- Judías y zanahorias

- Frijoles negros, calabacín y maíz

Verduras y Carne

- Pollo, brócoli, y coliflor

- Pollo y batatas

- Pollo, maíz, y arvejas

- Pavo y arvejas

- Pavo, peras y cerezas

- Carne de res, arvejas, y batatas

- Carne de res, maíz, y ejotes

- Carne de res y espárragos

- Puerco (carne de cerdo), zanahorias, y coliflor

- Puerco y manzanas

Botanas y texturas

Cuando su bebé tiene entre 8 y 9 meses usted puede introducirle las botanas para animarlo a que empiece a alimentarse solito. Las botanas son tan fáciles de preparar como las otras comidas de bebés. Elija cualquiera de las frutas o verduras mencionadas en este folleto. Simplemente córtelas en cubos o tiras, cocínelas en el microondas o al vapor en la estufa y congélelas en las bandejas de cubos de hielo.

Aquí hay algunos ejemplos de botanas cocidas:
- Rebanadas de manzanas o peras
- Tiras de espárragos
- Tiras o rueditas de zanahoria
- Rueditas de calabacín y calabaza amarilla
- Floretas de brócoli
- Ejotes enteros

Algunas botanas pueden servirse crudas, incluyendo:
- Plátanos
- Aguacates
- Quesos medio duros, como mozzarella, cheddar, jack o colby

A casi la misma edad en que usted le empieza a introducir comidas que se comen con las manos, (8 a 9 meses), usted también puede empezarle a introducir texturas diferentes a la comida de su bebé. Comidas que son más grumosas y masticables le ayudan a su bebé a desarrollar sus habilidades orales y a desarrollar su tono muscular. Usted puede empezar con grumos pequeñitos y suaves, casi imperceptibles a la comida de su bebé. Al principio, es posible que él escupa estos grumitos. Pero, con tiempo, el podrá tragar estos pequeñitos grumos. Poco a poco usted puede pasar a introducir comidas machucadas, molidas y cortadas.

Ejemplos de comidas que se pueden mezclar con comidas de bebé para agregarles textura son:

- Plátanos, aguacates, o tofu machucado con tenedor
- Cereal de arroz inflado
- Cereal de bebés fortificado con hierro
- Harina de Avena
- Arroz cocido
- Papas horneadas (sin cáscara)
- Fideos cocidos (o pasta pequeñitas cortadas en pedacitos)
- Queso fundido
- Crema de harina
- Maíz molido

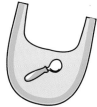

Primera Comida

Mi Primera Comida de Bebé: ─────────────

Edad: ───────

Mis Comidas Favoritas ────────────────

Desayuno:──────────────────

───────────────

Almuerzo: ─────────────────

───────────────

Cena: ──────────────────

Primer Día de Fiesta

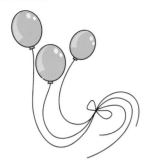

Mi Primera Fiesta: _____

Edad: _____

Menú: _____

_____

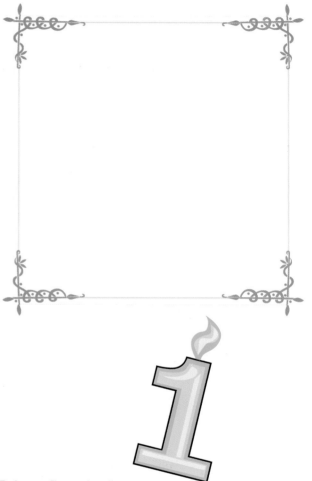

Primer Cumpleaños:

Menú: _____

_____

_____